AF329383

RECHERCHES

SUR LA CAUSE

DES ACCOUCHEMENS CONTRE NATURE,

AVEC QUELQUES REMARQUES

SUR LES SUITES DE CES ACCOUCHEMENS;

PAR E. N. COTTE, MEMBRE CORRESPONDANT DE PLUSIEURS SOCIÉTÉS SAVANTES.

Nunquam aliud natura, aliud sapientia dicit.

JUVEN.

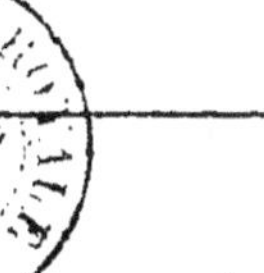

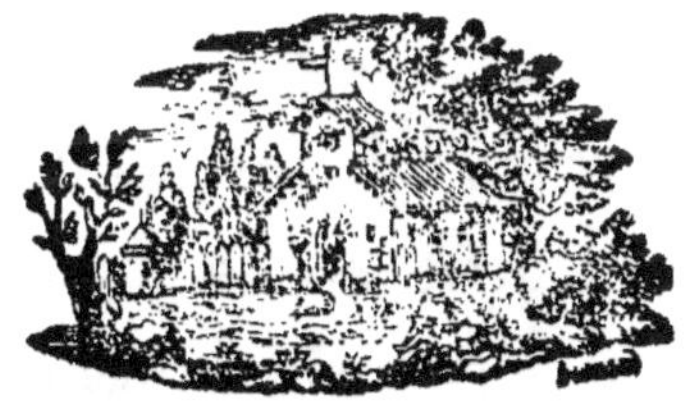

A AIX,

Chez D. F. CHEVALIER, Imprimeur du ROI,
rue Bourg-d'Arpille, n.º 1.

1818.

RECHERCHES

SUR LA CAUSE DES ACCOUCHEMENS CONTRE
NATURE, AVEC QUELQUES REMARQUES
SUR LES SUITES DE CES ACCOUCHEMENS.

Observatio fecit medicinam.

IL n'y a d'accouchement naturel que celui où l'enfant se présente à l'orifice de la matrice par le sommet de la tête et la face tournée vers l'os sacrum. Toutes les fois qu'il se présente par une autre partie de son corps, l'accouchement est contre nature.

Les Médecins naturalistes attribuent à diverses causes les différentes positions de l'enfant dans la matrice au moment de l'accouchement. Les uns ont découvert qu'il étoit pendant la grossesse situé la tête en haut, le visage en face du ventre de la mère, et les membres repliés en forme de peloton. Suivant eux il garde cette situation jusque vers la fin du neuvième mois. A cette époque il tombe la tête en bas sur l'orifice de la matrice ; et quand cette culbute ne s'exécute pas complettement, il reste dans une fausse position, qui rend l'accouchement contre nature. D'autres, non moins recommandables, ont observé que l'enfant flottoit librement au gré des eaux qui sont dans les membranes qui les contiennent, que sa situation varioit à tout instant, et qu'il se présentoit à l'accouchement dans la même position où il se trouvoit au moment de l'écoulement de ces eaux.

Quoique ces observations aient été faites par des savans du plus grand mérite, il paroît néanmoins qu'elles ne sont pas tout à fait conformes aux lois générales de la nature.

J'ai eu occasion d'ouvrir le corps d'une fille enceinte d'environ sept mois, qui avoit péri d'une mort violente. L'enfant qu'elle portoit dans son sein vacilloit dans ses envelopes au milieu des eaux qui l'entouroient ; mais il étoit impossible de le faire culbuter. La cavité de la matrice n'étoit pas assez spacieuse pour lui permettre ce renversement, ni de prendre une autre situation. Son mou-

vement de ballotement étoit à peu près sem-
blable à celui d'un poulet dans sa coquille,
ou d'un pois chiche dans sa gousse. Il avoit
la tête en haut, le dos tourné vers le ventre
de sa mère; je suis fondé à croire qu'il
seroit venu par les pieds.

Après avoir fait cette remarque, j'ai
ouvert plusieurs fois des chienes et des
chates pleines en différens temps de leurs
portées. Les petits qui étoient renfermés
dans le ventre de ces animaux avoient tous
la tête tournée du côté de l'orifice de la
matrice; ils pouvoient à peine se remuer,
et paroissoient être obligés de sortir dans le
même état où ils étoient pendant tout le
temps de la gestation.

Suivant l'analogie qui existe entre les
parties génitales internes de la femme avec
celles des femelles de plusieurs animaux
quadrupèdes, il paroît bien certain qu'elles
conçoivent de la même manière, et que la
façon de porter et de mettre au monde le
produit de leur conception, s'exécute par
les mêmes lois. Ainsi, comme les petits de
ces animaux, l'enfant vient en naissance tel
qu'il est situé dans le sein de sa mère pendant

tout le cours de la grossesse , et sa situation dépend de la manière dont il a été conçu.

En conséquence , la situation de l'enfant dans le sein de sa mère est toujours la même depuis le moment de la fécondation jusqu'à l'époque de l'accouchement ; son développement détermine toujours la dilatation de l'uterus , de manière que la capacité de ce viscère ne peut jamais avoir assez d'étendue pour lui permettre de se tourner à divers sens. M. le Professeur Gardien dit que la tête de l'enfant occupe presque toujours l'orifice de la matrice à quelque terme de grossesse que l'accouchement prématuré ait lieu (*). Le Docteur Whit a fait la même observation.

A la fin des instructions du Docteur Rolin en faveur des sages-femmes et dans quelques autres ouvrages de ce genre, il y a plusieurs figures qui représentent les différentes positions que l'enfant peut avoir dans la matrice au moment de l'accouchement. M. le Médecin Zacchias (quest. med. leg.) pense avec raison que toutes ces positions résultent des mauvaises attitudes que

____

(*) Traité d'accouchement , de maladies des femmes , etc,

la femme peut prendre dans l'acte de la copulation.

Toutes les espèces d'animaux ont une façon particulière de se caresser et n'en changent jamais. L'homme est le seul être qui en ait inventé de différentes ; mais il n'y en a qu'une qui lui soit naturelle et propice à sa reproduction. Toutes les autres sont contre nature et font mal engendrer. Voilà pourquoi on les a toujours regardées comme illicites. C'est sans doute par la même raison que les casuistes en ont fait un cas de conscience ; ils ne les permettent que quand le vœu de la nature est rempli et que la conjonction légitime peut offenser l'enfant qui est dans les entrailles de sa mère. *Monuerim aliquandò conversionem debiti sitûs omninò culpâ vacare*, dit St. Thomas, *quam non captanda voluptatis gratiâ, sed aliquâ justâ causâ intercedit, scilicet ob pinguedinem viri, suffocandique fœtum motum.* Excepté d'être dans ce cas, la femme doit toujours être couchée horisontalement sur le dos pendant le coït (*) ; il n'y a que cette position

____

(*) Suivant le Docteur Osiander, il est même nécessaire que la femme reste quelque temps dans

qui puisse rendre la conception favorable à l'accouchement. Si elle conçoit dans une autre posture, la substance prolifique peut rester dehors la matrice, donner lieu à une grossesse extra-utérine, ou se fixer dans un endroit de l'utérus qui rendra la position de l'enfant peu convenable pour l'accouchement.

Dans l'histoire générale des voyages, on voit que les femmes des Ostiaks accouchent toujours naturellement, sans le secours de personne. L'auteur de cette histoire rapporte à peu près la même chose à l'égard de celles qui habitent l'isle d'Amboine, et ce doit être ainsi chez tous les peuples où, par rapport à la simplicité de leurs mœurs, les deux sexes ne connoissent encore d'autre manière de cohabiter ensemble que celle qui leur est inspirée par l'instinct de la nature.

cet état après la cohabitation, afin de donner le temps à l'œuf de s'attacher au fond de la matrice. Ce Médecin pense que l'insertion du placenta à l'orifice de ce viscère, résulte de la situation droite ou assise qu'elle prend quelquefois immédiatement après la fécondation.

M. le Docteur Venette, dans son admirable tableau de l'amour conjugal, dit que si dans l'excès du plaisir la femme prend le dessus et n'observe pas toute la bienséance qu'elle doit observer quand on se caresse amoureusement, la matière ne sera pas reçue où elle doit l'être, et ainsi il ne se fera pas de conception, ou s'il s'en fait, ce ne sera qu'un avorton ou un nain qui n'aura rien d'avantageux ni dans l'âme ni dans le corps. Les mêmes inconvéniens peuvent arriver si la femme est debout ou couchée de côté.

Le savant M. Roussel (systême physique et moral de la femme) observe que tous les endroits de la matrice sont également avides de concevoir, mais qu'ils ne sont pas tous également propres à conduire à un terme heureux le fruit de la conception. Il n'y a en effet que le fond de cet organe qui puisse remplir cette importante fonction, et le germe de la génération ne peut être déposé dans ce lieu que par l'accouplement naturel. En conséquence, toutes les fois qu'il sera porté en un autre endroit par l'effet d'une conjonction illégitime, la gros-

-sesse sera mauvaise, l'enfant mal conformé, la femme en danger de faire une fausse couche ou un accouchement contre nature.

Une femme est toujours en danger de péril quand elle fait un pareil accouchement. Les efforts plus long-temps réitérés qu'elle est obligée de faire, les differens moyens violens qu'on emploie presque toujours pour extraire l'enfant ou le placenta, occasionnent souvent des hémorragies utérines très-considérables. Quand ces hémorragies ne sont pas promptement mortelles, elles donnent souvent lieu à de suites pénibles. On ne doit pas dissimuler, dit M. le Professeur Astruc, que cet accident est fâcheux ; il y a beaucoup de femmes qui périssent par ces sortes de pertes; cela est toujours dangereux si l'on n'y rémédie promptement (*). M. le Docteur Rolin s'exprime à peu près de même dans son excellent traité des maladies des femmes en couche. Il n'y a pas long-temps que j'ai eu occasion d'en voir un exemple remarquable. Je crois devoir le rapporter ici. L'épouse de N. G. resta évanouie dans son sang im-

____

(*). Traité des maladies des femmes.

médiatement après un accouchement laborieux ; la perte qu'elle éprouvoit étoit ex-
cessive, l'arrière-faix fort adhérent. Chaque
fois que je tentois d'en faire l'extraction,
l'hémorragie augmentoit d'une manière
allarmante et l'accouchée retomboit en syn-
cope. Ce n'a été qu'après avoir employé
pendant trois jours les divers moyens que
l'art indique en pareil cas, que j'ai pu l'en
délivrer. Les suites de cet accouchement
ont été très - longues ; la malade a eu beaucoup de peine à reprendre sa santé ordi-
naire.

Lorsqu'il n'arrive pas d'hémorragies après
un accouchement difficile, il est bien rare
qu'il ne survienne pas une inflammation à la
matrice et aux parties adjacentes. Cette
maladie est ordinairement très-dangereuse
aux nouvelles accouchées. On en voit plusieurs exemples funestes dans les savantes
observations de Moriceau et de Selle. M. le
Professeur Astruc compare le danger de la
métrite à celui de l'inflammation de l'es-
tomac, et tous les Médecins s'accordent à
dire que cette dernière maladie est presque
constamment mortelle. L'illustre Cullen

observe même que cette terminaison peut souvent arriver avant qu'elle ait parcouru les périodes ordinaires des inflammations. Sur sept exemples de gastrites que rapporte le célébre Offmann, il y en a six qui ont été suivis de mort. Je l'ai aussi vue terminer de cette manière chez un Préposé des douanes ambulantes de l'arrondissement du Martigues. Cet homme, âgé de 29 ans et d'une constitution nerveuse très-susceptible d'irritation, après avoir éprouvé une impression subite de froid et avoir bu d'eau froide dans un moment de grande fatigue, se sentit tout d'un coup des frissons, avec une douleur assez vive à la région épigastrique; cette douleur augmentoit à chaque instant et fut bientôt suivie de vomissemens fréquens, de la soif, de chaleur, de suffocation, d'accablement et de tous les autres symptômes qui indiquent une gastrite phlegmoneuse d'un très-mauvais caractère. On lui prescrivit d'abord l'émétique. Au lieu de ce remède, qui seroit toujours très-dangereux dans cette circonstance, je conseillai la saignée, les lavemens adoucissans et les fomenta tions émollientes sur l'abdomen. Mais ces moyens ne procurèrent aucun soulagement. L'usage de l'huile d'amandes douces et du petit-lait, également recommandés dans ce cas par M. le Professeur Bosquillon, ne produisit pas plus d'effet. Le malade étoit toujours dans le même état de souffrance. Le cinquième jour son corps se couvrit de taches rouges et noires. Plusieurs eschares gangreneuses se manifestèrent sur la langue, au palais et dans le gosier. Le septième, l'haleine exhaloit une odeur cadavéreuse. Le délire survint le huitième, et le malade périt le lendemain matin. Après sa mort, un Prêtre s'est imaginé de dire à ses parens qu'il avoit mal été traité. Je pense qu'un avis aussi peu raisonnable que celui-là ne doit pas être d'un grand mérite, et ne crois pas qu'il soit digne d'être admis dans les observations de médecine. Les gens instruits qui ont assez de discernement pour connoître la nature des maladies auxquelles nous sommes sujets, savent parfaitement bien qu'il y en a beaucoup que l'art ne peut souvent pas guérir, et n'attribuent pas, comme les imbécilles, la perte des malades à la faute des Médecins.

(12)

L'état de foiblesse où se trouve la femme après un accouchement contre nature, peut aussi occasionner différentes affections nerveuses, ou faire déclarer chez elle d'autres maladies. M. le Professeur Gardien dit que les nouvelles accouchées sont beaucoup plus susceptibles d'être affectées par la foule des maux qui affligent l'humanité (*). Le Docteur Mercier, dans son savant traité de la fièvre puerpérale, observe également que l'état des couches est très-favorable au développement des causes des maladies fébriles, et qui les aggrave le plus fréquemment. J'ai de même observé que dans cet état les femmes ont beaucoup de disposition à contracter la fièvre adynamique, lorsqu'elles n'ont pas eu cette dernière maladie. Il paroît que cette espèce de fièvre est, comme la petite vérole, originaire dans l'homme, et que diverses causes asthéniques peuvent déterminer son développement. Si le malade résiste alors à son action, il s'en délivre pour le restant de sa vie. Je remarque depuis bien de temps

____

(*) Traité d'accouchement, des maladies de femmes, etc.

que les individus qui l'ont essuyée une fois n'en sont plus atteints, quoiqu'ils vivent à différentes époques au milieu de la contagion. Mon père, qui a exercé pendant 50 ans les diverses branches de l'art de guérir, en Medécin observateur, engageoit souvent les personnes qu'il avoit guéries une fois de la fièvre adynamique, de soigner les malades qui en étoient affectés, et il m'a assuré n'en avoir jamais vu aucune qui eût pris une seconde fois cette maladie, malgré qu'elles se trouvassent dans différentes occasions bien exposées à la regagner. M. Ricard, Médecin estimable, au Rove, m'a dit avoir fait la même observation.

La fièvre adynamique a régné cette année épidémiquement pendant plusieurs mois dans la vallée de St. Pierre, Commune de Martigues. Elle n'a presque attaqué que les enfans et les jeunes gens. Tous ceux qui en ont été saisis, se trouvoient d'abord dans un état de foiblesse générale, accompagnée de plusieurs symptômes putrides. Cet état augmentoit graduellement et prenoit dans plus ou moins de temps le caractère ataxique. Les vomitifs administrés de bonne heure, les toniques, les rubifians et les frictions stimulantes ont sauvé presque tous les malades ; mais ils n'arrêtoient pas toujours les progrès de la maladie : elle duroit souvent de quinze à vingt jours. La convalescence étoit encore plus longue. De tous ceux qui en ont guéri, aucun n'a récidivé. Les vieillards n'ont rien éprouvé de la contagion.

Comme la fièvre adynamique affoiblit considérablement les forces vitales, elle est toujours très-dangereuse aux nouvelles accouchées ; il y en a même fort peu qui puissent échapper de cette maladie quand elles en sont frappées immédiatement après un accouchement contre nature.

Dans la fièvre adynamique, il y a toujours un état de foiblesse extrême dans les organes du mouvement et de la sensibilité. Plusieurs Médecins du plus grand mérite atribuent cet affoiblissement à une dissolution du sang, et pensent que c'est-là la cause essentielle de la maladie. M. le Docteur Broussais croit au contraire qu'elle dépend d'une irritation inflammatoire du canal alimentaire. Il regarde également la fièvre ataxique, qui paroît n'être que l'adynamie parvenue au plus haut degré de malignité, comme un effet de l'inflammation des meninges ou du cerveau. Je ne chercherai pas à donner ici des raisons pour ou contre ces différentes opinions ; j'observerai seulement que les saignées et les autres moyens anti-phlogistiques, qui conviennent dans ces cas de phlegmasies , ne sont nullement convenables dans la fièvre putride maligne. Les évacuans, les anti-septiques et les applications irritantes, m'ont paru être beaucoup plus salutaires. M. le Professeur Pinel, dans son immortelle nosographie , dit qu'une des formes les plus insidieuses sous lesquelles se présente quelquefois, dès le début, la fièvre adynamique, c'est lorsqu'elle prend les apparences d'une fièvre dite inflammatoire. Ceci, continue-t-il, a fait quelquefois recourir à la saignée et a donné lieu aux suites les plus funestes. Malgré cela, il y a toujours de soi-disans Médecins ou Chirurgiens, beaucoup plus audacieux qu'éclairés, qui saignent à tort et à travers dans toutes les maladies. Cette manière d'exercer l'art de guérir, sans connaissance et sans distinction de causes, peut bien réussir quelquefois ; mais il est bien certain qu'elle doit être beaucoup plus souvent préjudiciable aux malades.

Indépendamment des maladies aiguës auxquelles les femmes sont sujettes après un accouchement contre nature, il y a encore un très-grand nombre d'autres affections chroniques qui peuvent résulter de ces sortes d'accouchemens.

Aussitôt après l'enfantement, le corps de la femme éprouve un changement bien remarquable. La fraîcheur de son teint se flétrit, ses chairs deviennent flasques, et toutes ces agréables formes qui caractérisoient la beauté de son sexe, changent en même-temps de tournure. Il ne lui reste souvent plus d'autres charmes pour plaire à son époux, que la douceur de son caractère et la tendresse de ses sentimens. (*) Aussi, voit-

______

(*) Ces vertus morales sont toujours innées chez les femmes. La délicatesse de leur constitution physique, les rend naturellement bonnes et sensibles : il semble qu'elles ont été organisées pour sentir et pour nous inspirer les plus douces affections du cœur. Si elles manifestent quelquefois des sentimens con-

on bien souvent que celles qui ne sont
pas douées de ces aimables qualités, ren-
dent leurs maris indifferens auprès d'elles et
les obligent quelquefois de rompre les
nœuds sacrés de l'hymen.

Ainsi, d'après les changemens qu'on observe sur le corps de la femme après l'enfantement, il n'y a pas de doute que les organes intérieurs n'aient aussi soufferts quelques dérangemens. On en voit tous les jours
qui sont affligées de différentes incommodités qui proviennent de leurs mauvaises
couches ; et ces incommodités sont d'au-
tant plus fâcheuses et difficiles à guérir que
leurs accouchemens ont été laborieux et
contre nature.

F I N.

---

traires, c'est qu'alors leurs dispositions naturelles
ont été perverties par une mauvaise éducation, ou
trop long-temps contrariées par des hommes qui
payent d'ingratitude les tendres temoignages de
l'amour.